BEI GRIN MACHT SICH IHR
WISSEN BEZAHLT

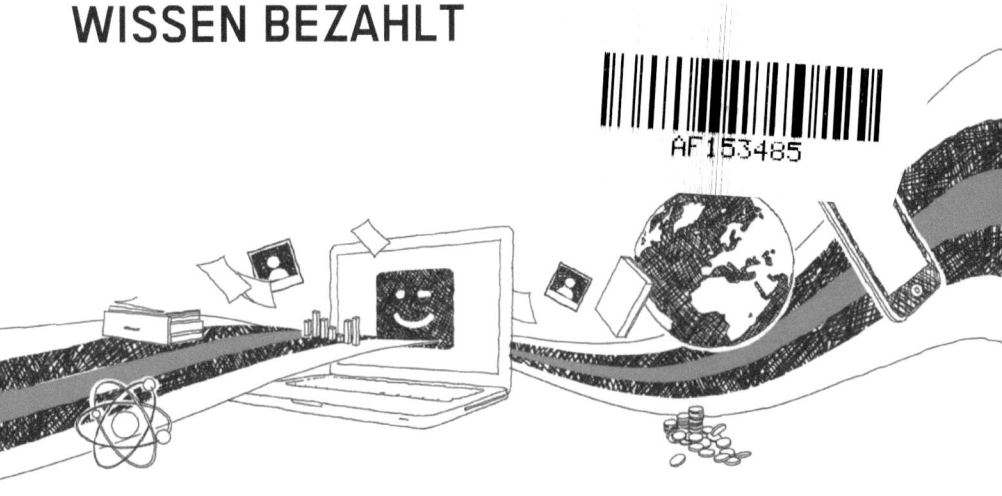

AF153485

- Wir veröffentlichen Ihre Hausarbeit,
  Bachelor- und Masterarbeit

- Ihr eigenes eBook und Buch -
  weltweit in allen wichtigen Shops

- Verdienen Sie an jedem Verkauf

Jetzt bei www.GRIN.com hochladen und kostenlos publizieren

GRIN

Schulische Präventionsprogramme zur Vermeidung von Drogenmissbrauch. Ein Vergleich

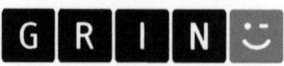

Bibliografische Information der Deutschen Nationalbibliothek:

Die Deutsche Nationalbibliothek verzeichnet diese Publikation in der Deutschen Nationalbibliografie; detaillierte bibliografische Daten sind im Internet über http://dnb.d-nb.de abrufbar.

ISBN: 9783346656834
Dieses Buch ist auch als E-Book erhältlich.

© GRIN Publishing GmbH
Nymphenburger Straße 86
80636 München

Druck und Bindung: Books on Demand GmbH, Norderstedt Germany
Gedruckt auf säurefreiem Papier aus verantwortungsvollen Quellen

Das Buch bei GRIN: https://www.grin.com/document/1234887

Gesundheitspsychologie

Hausarbeit- *Alternative B*

Inhaltsverzeichnis

Abkürzungsverzeichnis

Abb.	Abbildung
ALF	allgemeine Lebenskompetenzen und Fertigkeiten
bzw.	beziehungsweise
ca.	circa
et al.	und andere
d.h.	das heißt
DSM-5	Diagnostic and statistical Manual of mental disorders (5. Auflage)
ggfls.	gegebenenfalls
ICD-10	International Statistical Classification of Diseases and Related Health Problems (10. Auflage)
IPSY	Information + psychosoziale Kompetenz = Schutz
S.	Seite
u.	unbekannt
vgl.	vergleiche
z.B.	zum Beispiel

Abbildungsverzeichnis

1. Einleitung

Der Konsum von Rauschmitteln ist ein Phänomen, welches sich in den verschiedensten Altersgruppen sowie sozialen- und Bildungsschichten beobachten lässt. Trotz der gesundheitlichen Risiken, die mit dem Konsum solcher Substanzen einhergehen, ist deren Gebrauch in der Bevölkerung weit verbreitet. Vor allem Alkohol und Tabak stellen hierbei die Spitzenreiter dar. Unter Jugendlichen ist zwar der Konsum von Nikotin gesunken, jedoch der von illegalen Drogen gestiegen. Oftmals legt sich der Gebrauch dieser Substanzen nach der Adoleszenz.[1] Da also der Konsum psychoaktiver Substanzen im Jugendalter einen hervorgehobenen Stellenwert einnimmt, so kann er in diesem Kontext auch als jugendtypisches Phänomen betrachtet werden.[2] Allerdings kann sich aus entsprechenden Erfahrungen, welche bereits im Kindes- und Jugendalter gemacht wurden, ein problematisches Konsummuster entwickeln, welches durch negative Folgen und gegebenenfalls anhaltende Schäden gekennzeichnet sein kann. Ferner sinkt das Einstiegsalter, sodass die Kinder bzw. Jugendlichen folglich immer früher in Kontakt mit Substanzen, wie vor allem Alkohol, Tabak und Cannabis in Kontakt geraten.[3] Aufgrund dieser Entwicklungen und Gegebenheiten rücken kinder- und jugendbezogene präventive Maßnahmen zunehmend in den Vordergrund.

Daher werden im Rahmen der vorliegenden Hausarbeit drei schulische Programme zur Prävention von schädlichem Substanzgebrauch bei Jugendlichen dargestellt und anschließend verglichen, bewertet und eine Empfehlung ausgesprochen. Die Hausarbeit ist so strukturiert, dass zunächst die Aspekte „schädlicher Substanzgebrauch" sowie „Prävention" genauer erläutert werden. Anschließend werden relevante theoretische Hintergründe dargestellt, welche als Basis für die jeweiligen Präventionsprogramme fungieren. Im Anwendungsteil folgt dann eine ausführliche Darstellung der Präventionsprogramme. Anschließend werden die Programme, vor allem hinsichtlich ihrer theoretischen Fundierung, Wirksamkeit sowie Praktikabilität verglichen. Vor dem Fazit werden die Präventionsprogramme dahingehend diskutiert, welche für den Einsatz tatsächlich empfohlen werden können.

---

[1] Vgl. Daniel, Jansen, Baumann (2020), S.79-83
[2] Vgl. Renneberg, Hammelstein (2006), S.164
[3] Vgl. Möller (2009), S.13

2. Theoretische Grundlagen

2.1 Schädlicher Substanzgebrauch

2.1.1 Definition

Nach dem ICD- 10 ist unter einem schädlichen Substanzgebrauch (*F1x.1*) der Konsum psychotroper Substanzen zu verstehen, welcher zu einer Gesundheitsschädigung führt. Diese Gesundheitsschädigung kann körperlich sowie psychisch konnotiert sein. So kann auf körperlicher Ebene unter anderem Hepatitis oder HIV mit dem schädlichen Gebrauch psychotroper Substanzen einhergehen, während auf psychischer Ebene Störungen, wie Depression, Angststörungen und Psychosen nach einem schädlichen Gebrauch auftreten können.[4] Der schädliche Gebrauch respektive Missbrauch kann sich auf die Substanzen Alkohol, Opioide, Cannabinoide, Sedativa/ Hypnotika (z.b. Benzodiazepine), Kokain, Stimulanzien (z.b. Speed), Halluzinogene (z.b. LSD), Tabak, flüchtige Lösungsmittel (z.b. Kleber) sowie durch einen multiplen Gebrauch dieser Substanzen (Mischkonsum) beziehen.[5] Grundsätzlich ist der schädliche Gebrauch dieser psychotropen Substanzen also durch eine daraus resultierende Störung charakterisiert. Im ICD-10 wird in diesem Kontext der psychischen und Verhaltensstörungen durch psychotrope Substanzen die akute Intoxikation, der schädliche Gebrauch, die Abhängigkeit bzw. das Abhängigkeitssyndrom, das Entzugssyndrom (mit und ohne Delir), die psychotische Störung, das Amnestische Syndrom, der Restzustand und verzögert psychotische Störung sowie sonstige psychische und Verhaltensstörungen voneinander getrennt. Daher müssen für die jeweilige Diagnose unterschiedliche Kriterien erfüllt sein.[6]

Während der schädliche Substanzgebrauch den Missbrauch impliziert, so findet nochmals eine Differenzierung zu dem Gebrauch statt, auch wenn die Grenzen fließend sind. Der Gebrauch geht jedoch nicht immer mit Störungen einher.[7]

Es gilt an dieser Stelle auch anzumerken, dass im DSM-5 keine Differenzierung zwischen einem schädlichem Substanzgebrauch und Abhängigkeit bzw. dem Abhängigkeitssyndrom gemacht wird. Hier werden die beiden Störungsbilder unter „Substanzgebrauchsstörung" subsumiert.[8]

---

[4] Vgl. Möller (2003), S.989-990
[5] Vgl. Graubner (2008), S.169-174; Möller (2003), S.990
[6] Vgl. Graubner (2008), S.169-174
[7] Vgl. Weichhold, Silbereisen (2014), S.8
[8] Vgl. Falkai, Wittchen, Döpfner (2015), S.u.

2.1.2 Epidemiologische Daten

Die folgenden Daten sind aus dem Jahr 2019 und geben Auskunft über den *Gebrauch* von psychoaktiven Substanzen im Jugendalter in Deutschland. Insgesamt gaben 7,2% aller 12-17 Jährigen an regelmäßig zu rauchen. 83% der Jugendlichen haben hingegen noch nie geraucht. Ferner ließ sich feststellen, dass ca. jeder fünfte Jugendliche (20,9%) bereits eine Wasserpfeife, ca. jeder siebte Jugendliche (14,5%) eine E-Zigarette und ca. jeder neunte Jugendliche (11%) eine E-Shisha ausprobiert hat. Es gilt anzumerken, dass der Anteil der rauchenden Jugendlichen rückgängig ist. 62,4% der 12-17 Jährigen haben schon einmal Alkohol ausprobiert. 9% der Jugendlichen trinkt regelmäßig, also mindestens einmal pro Woche. Etwa jeder Siebte (14,7%) gab an, in den letzten dreißig Tagen mindestens ein Rauscherlebnis mit Alkohol gemacht zu haben. Es gilt anzumerken, dass im Vergleich zur Vergangenheit weniger Jugendliche dieser Altersgruppe Alkohol probiert haben. Auch trinken weniger Jugendliche regelmäßig. Hinsichtlich der Affinität von illegalen Drogen ließ sich beobachten, dass ca. jeder Zehnte (10,6%) der 12-17 Jährigen schon einmal entsprechende Erfahrungen gemacht hat. Dabei wird der Konsum von illegalen Drogen durch Cannabis dominiert. So haben 10,4% der Jugendlichen Cannabis mindestens einmal probiert. Es gilt anzumerken, dass der Gebrauch von Cannabis unter Jugendlichen gestiegen ist.[9]

Ferner ist auch zu erwähnen, dass in Europa die Anzahl an Behandlungsaufnahmen aufgrund von schädlichem Substanzgebrauch gestiegen ist, was mit Folgen für das Individuum selbst aber auch mit Folgen für die Wirtschaft sowie für das Gesundheitssystem einhergeht.[10]

2.1.3 Ursachen

Zunächst lässt sich feststellen, dass der Konsum von psychoaktiven Substanzen unter Jugendlichen sowohl personalen Bedingungen als auch Umweltbedingungen zugrunde liegt. Konkreter geht also die moderne Grundlagenforschung davon aus, dass der Konsum solcher Substanzen auf einem komplexes Zusammenspiel aus individuellen und intrapersonalen Faktoren, sozialen und interpersonalen Faktoren sowie Faktoren auf Ebene der Kultur bzw. Einstellung

---

[9] Vgl. Orth, Merkel (2020), S.7-9
[10] Vgl. EMCDDA (2019), S.43-220

zurückzuführen ist. Dieses Zusammenspiel hinsichtlich der ursächlichen Faktoren entspringt dem biopsychosozialen Ansatz. Unter individuellen und intrapersonalen Faktoren können dabei die Persönlichkeitseigenschaften, die genetische Disposition sowie physiologische Empfänglichkeit eines Individuums verstanden werden. So greifen beispielsweise resiliente Menschen weniger zu psychoaktiven Substanzen, während Menschen mit hoher Stressreagibilität und hohem Neurotizismus mehr zu psychoaktiven Substanzen greifen. Unter sozialen und interpersonalen Faktoren sind jene Merkmale einzuordnen, die das engste System sozialer Unterstützung ausmachen. Darunter fällt auch die Peergruppe bzw. die Gruppe der Gleichaltrigen. Nach den bisherigen Befunden stellt der soziale Interaktionsprozess mit der Peergruppe die wesentlichste Einflussgröße für den Konsum legaler und illegaler Drogen dar.[11] Als Kulturelle Faktoren können jene Einflussgrößen der unmittelbaren Umgebung, wie z.B. Wohnumgebung, Schule oder der Kultur an sich verstanden werden. So kann sich in einer Kultur, in der Alkohol legal, akzeptiert und weit verbreitet ist, eine positive Einstellung gegenüber dem Gebrauch von Alkohol entwickeln. Die genannten Faktoren lassen sich dahingehend unterscheiden, ob sie sich direkt (proximal) oder indirekt (distal) auf das Problemverhalten des Individuums auswirken.[12]

2.2 Prävention

2.2.1 Definition

Unter Prävention sind jene Maßnahmen zu verstehen, die das Ziel haben, eine Krankheit zu verbessern und/oder zu verhindern. Dabei richten sich die Präventionsmaßnahmen immer an eine bestimmte Zielgruppe. Die Prävention ist als wesentlicher Bestandteil der Gesundheitspsychologie zu betrachten.[13]

2.2.2 Unterteilung

Prävention kann nochmals in *primäre*, *sekundäre* und *tertiäre* Prävention unterteilt werden. Dies wird auch als „triadisches Präventionsmodell" bezeichnet.

Bei der *primären* Prävention handelt es sich um die Vorbeugung einer Ersterkrankung. Methoden, welche hier oft zum Einsatz kommen, sind beispielsweise die Impfung oder Maßnahmen zur Risikokommunikation. Die *sekundäre* Prävention hat das Ziel, das Fortschreiten oder die Manifestation einer Krankheit zu

---

[11] Vgl. Renneberg, Hammelstein (2006), S.165
[12] Vgl. Weichhold, Silbereisen (2014), S.13-15
[13] Vgl. Renneberg, Hammelstein (2006), S.143

vermeiden. Methoden der Frühdiagnose kommen hier oftmals zum Einsatz. Bei der *tertiären* Prävention geht es um die Schadensminimierung einer bereits bestehenden Krankheit. Diverse Rehabilitationsmaßnahmen sind Methode dieser Präventionsform.[14]

Es gilt anzumerken, dass manche Präventionsmaßnahmen in diese Klassifikation häufig nicht eindeutig eingeordnet werden können. Deswegen können präventive Maßnahmen auch in *universelle*, *selektive* und *indizierte* Prävention unterteilt bzw. eingeteilt werden. *Universelle* Präventionsmaßnahmen wenden sich an eine breite Zielgruppe. Es bedarf keine Vermittlung durch ExpertInnen. Fernsehspots der Aids- Hilfe sowie allgemeine empfehlenswerte Ernährungsmaßnahmen sind hier einzuordnen. Die *selektive* Prävention hingegen richtet sich an eine Risikogruppe, also an eine Gruppe, deren Erkrankungsrisiko für eine bestimmte Krankheit im Vergleich zur Normalbevölkerung erhöht ist. Der Grippeschutz für ältere Menschen wäre hier als Beispiel anzuführen. Die *indizierte* Prävention richtet sich an Personen mit einem eindeutigen Krankheitsrisiko. So wären beispielsweise regelmäßige Darmspielgelungen einer 50 Jahre alten und familiär vorbelasteten Person indizierte Präventionsmaßnahmen. Ferner kann Prävention und die damit einhergehenden Maßnahmen auch in *Verhaltensprävention* und *Verhältnisprävention* unterteilt werden. Während es bei der Verhaltensprävention um die Änderung eines spezifischen Verhaltens geht, zielt die Verhältnisprävention darauf ab, das soziale Umfeld eines Individuums zu ändern.[15]

2.3 Lebenskompetenzförderung

Nach der WHO sind unter Lebenskompetenzen („life skills") Fähigkeiten zu verstehen, die es dem Menschen ermöglichen, ihr Leben zu steuern, auszurichten und ihre Fähigkeit zu entwickeln, mit den Veränderungen in ihrer Umwelt zu leben und selbst Veränderungen zu bewirken. Diese Kompetenzen implizieren Selbstwahrnehmung, Empathie, kreatives Denken, kritisches Denken, Entscheidungsfähigkeit, Problemlösefertigkeit, effektive Kommunikationsfähigkeit, Interpersonale Beziehungsfertigkeiten, Gefühlsbewältigung sowie Stressbewältigung. Viele Präventionsprogramme zielen auf die Förderung solcher Kompetenzen ab.[16]

---

[14] Vgl. Raithel (2011), S.136
[15] Vgl. Renneberg, Hammelstein (2006), S.147-148
[16] Vgl. Bühler, Heppekausen (2005), S.u.

2.4 Sozialkognitive Lerntheorie

Die von Albert Bandura entwickelte Lerntheorie geht davon aus, dass sämtliche Lernvorgänge auf den Beobachtungen des Verhaltens anderer Personen beruht. Die sozialkognitive Lerntheorie, welche auch als Modelllernen, Imitationslernen oder soziales Lernen bezeichnet wird, kann neben der klassischen Konditionierung und der operanten Konditionierung als dritte Lernform betrachtet werden. Ob jedoch tatsächlich Verhaltensweisen erlernt und imitiert werden, hängt von verschiedenen Gegebenheiten ab. So ist es zunächst erforderlich, dass dem „Modell", also der beobachteten Person, Aufmerksamkeit entgegen gebracht wird. Dabei wird Modellen, die über eine hohe soziale Macht, hohes Ansehen, Attraktivität und/oder Sympathie verfügen, mehr Aufmerksamkeit entgegen gebracht als anderen Personen. Auch eine gewisse Ähnlichkeit zwischen Modell und Beobachter erhöht die Aufmerksamkeit. Des Weiteren wird durch eine positive zwischenmenschliche Beziehung zwischen dem Beobachtenden und dem Modell der Lernprozess begünstigt. Neben der Aufmerksamkeit spielen auch Gedächtnisprozesse eine essenzielle Rolle beim Modelllernen. Hierbei muss der Lernende die beobachteten Informationen abspeichern und anschließend wieder aufrufen können, um das Verhalten auch nach einer gewissen Zeit imitieren zu können. Ferner sind motorische Reproduktionsprozesse von enormer Bedeutung. Damit ist das tatsächliche und aktive Nachahmen eines Verhaltens gemeint. Sofern eine beobachtende Person das Modell zwar aufmerksam verfolgt und in seinem Gedächtnis abspeichert, ist ein Lernprozess jedoch nicht möglich, wenn die beobachtende Person das Verhalten, z.B. aufgrund von körperlicher Einschränkungen, nicht nachahmen kann. Zuletzt sind auch Verstärkungs- und Motivationsprozesse zu nennen. Motivation zieht sich durch den gesamten Lernprozess, d.h. durch die Aneignungs- und Ausführungsphase. Grundsätzlich sollte für das Lernen am Modell das beobachtete Verhalten eines Modells also erstrebenswert sein und mit einer Erfolgshoffnung einhergehen.[17] In diesem Zusammenhang gilt es anzumerken, dass die Erwartung eine maßgebliche Rolle dahingehend spielt, ob ein Verhalten nachgeahmt wird oder nicht. Wenn das Verhalten eines Modells mit einem positiven Ergebnis einhergeht, stellt sich auch bei dem Beobachtenden eine positive Ergebniserwartung ein, was wiederum die

---

[17] Vgl. Bak (2019), S.40-46

Wahrscheinlichkeit zur Imitation steigen lässt. Auch die Erwartung von Selbstbekräftigung ist entscheidend. Hiermit ist die Erwartung einer günstigen Selbstbewertung nach einem imitierten Verhalten gemeint. So kann eine Person, die sich als hilfsbereit einschätzt, ein Sitzplatz eines überfüllten Busses für ältere Personen freimachen, da dies zuvor an einem Modell beobachtet wurde. Dies steht in einem Einklang mit dem Selbstkonzept des Beobachtenden und führt folglich zu einer Selbstbekräftigung.[18] Es ist in diesem Kontext die Bedeutung der Selbstwirksamkeit sowie der Selbstwirksamkeitserwartung hervorzuheben. Bandura verstand unter Selbstwirksamkeit den Glauben an die eigenen Fähigkeiten, den Verlauf und die Ausführung der eigenen Handlungen so zu steuern, dass ein bestimmtes Ziel erreicht wird. Es existiert dahingehend ein Zusammenhang, dass mit steigender Selbstwirksamkeit die erfolgreiche Bewältigung einer Handlung erhöht wird. Somit hat die Selbstwirksamkeit auch einen direkten Einfluss auf das Verhalten. Nach der Theorie von Bandura kann es auch möglich sein, dass aufgrund von mangelnder Selbstwirksamkeit ein Ziel nicht erreicht wird, obwohl die benötigten Kompetenzen tatsächlich vorhanden wären.[19] Mittels der folgenden Abbildung wird die sozialkognitive Lerntheorie in seiner Konzeption dargestellt.

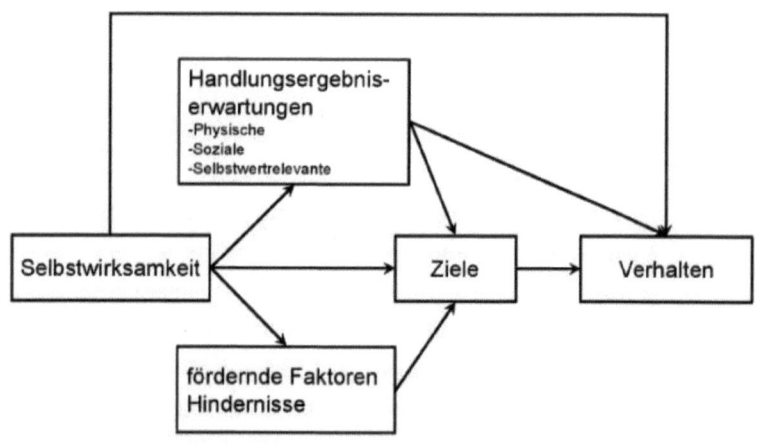

Abb. 1: Sozialkognitive Lerntheorie
Quelle: Fuchs, Göhner, Seelig (2007), S.140

---

[18] Vgl. Kalch (2019), S.20-23
[19] Vgl. Müsseler, Rieger (2017), S.242

2.5 Theorie des Problemverhaltens

Die von Jessor und Jessor aufgestellte entwicklungspsychologische Theorie des Problemverhaltens wurde ursprünglich entwickelt, um den Alkoholmissbrauch innerhalb einer Gemeinde in Colorado zu begründen. Mittlerweile wird die Theorie in vielen verschiedenen Sachverhalten, welche mit diversen Problemverhaltensweisen einhergehen, herangezogen. Grundsätzlich geht das Modell davon aus, dass Verhalten ein Ergebnis der Person- Umwelt Interaktion ist und durch psychologische und soziale Faktoren gemeinsam erklärt werden kann. Im Zentrum der Theorie stehen die Systeme Persönlichkeitssystem, Verhaltenssystem und das System der erlebten Umwelt. Diese Systeme sind miteinander verknüpft. Jedes System enthält Faktoren, die ein Problemverhalten, wie z.B. Alkohol- oder Drogenmissbrauch, hemmen und begünstigen. So können beispielsweise auf der Ebene des Verhaltenssystems die Teilnahme an kirchlichen Veranstaltung sowie der erfolgreiche Besuch einer Bildungseinrichtung als hemmende Faktoren betrachtet werden. Als Faktoren, welche Problemverhalten begünstigen, sind auf dieser Ebene verfrühte sexuelle Erfahrungen, Alkoholkonsum oder Vandalismus zu nennen. Auf Ebene des Systems der erlebten Umwelt können Unterstützung durch Eltern sowie durch Peers oder auch elterliche Kontrolle als hemmende Faktoren betrachtet werden, während Vorbild der Peers für Problemverhalten oder die Billigung von Problemverhalten durch Peers, begünstigte Faktoren sind. Auf Ebene des Persönlichkeitssystems sind beispielsweise Religiosität, Selbstachtung und internale Kontrollüberzeugung als schützende bzw. hemmende Faktoren zu nennen.[20]

2.6 Theorie des geplanten Verhaltens

Die Theorie des geplanten Verhaltens kann als Erweiterung der Theorie der Handlungsveranlassung, welche von Fishbein und Ajzen 1975 entwickelt wurde, betrachtet werden. Die Grundannahme ist, dass Verhalten nicht ausschließlich durch die Einstellung determiniert ist, sondern auch andere Faktoren eine Rolle spielen. Nach der Theorie des geplanten Verhaltens wird eine Intention durch die Einstellung, die subjektive Normen sowie durch die wahrgenommene Verhaltenskontrolle bestimmt. Dabei wird die Verhaltenskontrolle als wahrgenommene Schwierigkeit, ein bestimmtes Verhalten zu zeigen, definiert. Anders als die

---

[20] Vgl. Strzalkowski (2005), S.192-200

Einstellung oder die subjektive Norm kann sich die wahrgenommene Verhaltenskontrolle nicht nur indirekt über die Intention sondern auch direkt das Verhalten
beeinflussen. Die wahrgenommene Verhaltenskontrolle wird wiederum durch die
Kontrollüberzeugung beeinflusst. Die Stärke der wahrgenommenen Verhaltenskontrolle wird durch einen Bilanzierungsprozess bestimmt, d.h. wahrgenommene
Aspekte, welche die Verhaltenskontrolle einschränken können, werden mit wahrgenommenen Aspekten, welche die Verhaltenskontrolle begünstigen können,
abgewogen.[21]

Die folgende Abbildung veranschaulicht die Theorie des geplanten Verhaltens.
Dabei gibt der Koeffizient r an, wie stark die jeweiligen Faktoren mit der Intention
und ggfls. dem Verhalten sowie auch untereinander korrelieren.

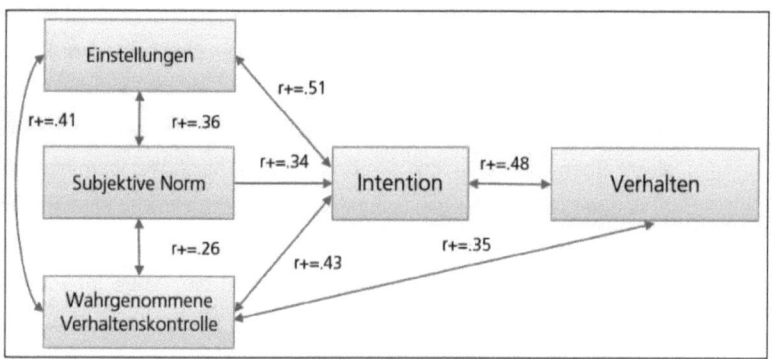

Abb.2: Theorie des geplanten Verhaltens
Quelle: Lippke, Renneberg (2006), S.41

---

[21] Vgl. Lippke, Renneberg (2006), S.41

3. Präventionsprogramme

3.1 Erwachsen werden- Lions Quest

Das Programm „Erwachsen werden" (Lions Quest) ist eine deutschsprachige Adaption des Programms „Skills for adoleszenz" von Wilms und Wilms, welches in Zusammenarbeit mit der zivilgesellschaftlichen Organisation „Lions Club" umgesetzt wurde. Das Lions Quest Programm ist das meist genutzte Programm in Deutschland und kann als schulisches Lebensförderungsprogramm, welches für Jugendliche des Alters 10-15, d.h. für SchülerInnen der Klassenstufen 5-10, konzipiert ist, betrachtet werden. Das Programm ist für einen fachübergreifenden Unterricht entworfen worden und bezieht auch Elternteile mit ein. Die Durchführung des Programms findet durch LehrerInnen statt. Obgleich der „Erwerb" des Programms eine CD- Rom für Lehrkräfte beinhaltet, wird ein 3-tägiges Einführungsseminar für die entsprechenden LehrerInnen empfohlen. Die Dauer sowie die Intensität bei der Durchführung wird von den Lehrkräften selbst bestimmt. Hierbei stehen insgesamt 73 Unterrichtseinheiten zur Verfügung. Das Programm basiert auf langfristig angelegten und verhaltensorientierten Maßnahmen und kann als überwiegend substanzunspezifisch betrachtet werden. Dennoch erhalten die SchülerInnen Informationen über Sucht und Drogen. So werden in der 5. und 6. Klasse mitunter Inhalte zu Alkohol und Tabak und in der 7. Klasse Inhalte zu Medikamenten, Ecstasy und Medikamenten vermittelt. Methodisch stehen neben der Informationsvermittlung vor allem interaktive Trainingsmethoden, wie Rollenspiele, Gruppenarbeit und Gruppendiskussion im Vordergrund. Inhaltlich besteht das Programm „Erwachsen werden" aus sieben Themenbereichen. Dabei sollen im Rahmen des ersten Themenbereichs „Ich und meine (neue) Gruppe die SchülerInnen dabei unterstützt werden, positive Beziehungen zu den MitschülerInnen zu schaffen, sodass eine angenehme Atmosphäre geschaffen wird. Im zweiten Themenblock „Stärkung des Selbstvertrauens" sollen Selbstvertrauen, Selbstsicherheit und kommunikative Fähigkeiten gestärkt werden. Ferner soll eine realistische Selbsteinschätzung sowie Respekt gegenüber anderen Personen entwickelt werden. Auch soll hier gelernt werden, Verantwortung für das eigene Handeln zu übernehmen. Im Rahmen des dritten Themenblocks „Mit Gefühlen umgehen" soll bei den SchülerInnen dahingehend ein Bewusstsein geschaffen werden, inwieweit ihre Gefühle das Handeln mitbestimmen. Darüber hinaus soll vor allem die Fähigkeit gefördert werden, mit dem eigenen Gefühlen, auch in

14

belastenden Situationen, umzugehen. Der vierte Themenblock „Die Beziehung zu meinen Freunden" behandelt die Entstehung von Freundschaften, die Auswirkungen von Freundschaften auf die Persönlichkeitsentwicklung sowie die Zugehörigkeit innerhalb einer Gleichaltrigengruppe bzw. Peergruppe. Es soll hierbei vor allem die Fähigkeit gefördert werden, Gruppendruck zu erkennen und ihn durch Bewältigungsstrategien und Widerstandskräfte entgegen zu wirken. Im Rahmen des fünften Themenblocks „Mein Zuhause" soll die Bedeutung des familiären Zusammenlebens vermittelt werden. Hierbei soll auch die Kommunikation und gegenseitige Akzeptanz in der Familie gefördert werden. Der sechste Themenblock „Es gibt Versuchungen, entscheide dich" informiert über Drogen, Sucht und Abhängigkeit. In diesem substanzspezifischen Themenblock soll den SchülerInnen auch der Einfluss von Medien und Werbung verdeutlicht werden. Ferner sollen auch in diesem Themenblock die SchülerInnen lernen, auf Gruppendruck und Stresssituationen adäquat zu reagieren und Widerstandkräfte zu entwickeln. Im letzten Themenblock „Ich weiß, was ich will" sollen die SchülerInnen die Fähigkeit des Planens und Vorausschauens erwerben. Dabei sollen gelernt werden, sich realistische Ziele zu setzen und zu überprüfen, welche Hilfsmittel und Strategien zur Verfügung stehen. Zu jedem der sieben Themenblöcke liegen 8-15 verschiedene Vorschläge für Unterrichtsstunden vor.[22] Insgesamt verfolgt das Programm also das Ziel, dass die Jugendlichen ein neuartiges Repertoire an Bewältigungsstrategien entwickeln, die mit Substanzgebrauch nicht vereinbar sind. Auch die Stärkung des Selbstwertgefühls sowie des Selbstvertrauens zählt zu den Elementarzielen des Programms. Nicht zuletzt sollen die jugendlichen TeilnehmerInnen des Programms "Erwachsen werden" auch dazu angeregt werden, sich als eigenständige Erwachsene zu entwickeln.[23] Alle Fortbildungsmaßnahmen, welche im Rahmen des Lions Quest Programms konzipiert werden, werden in regelmäßigen Abständen wissenschaftlich evaluiert.[24]

In Deutschland wurde das Programm von 2000-2002 hinsichtlich der Wirksamkeit, Praktikabilität und Akzeptanz evaluiert. Dabei wurde die Wirksamkeit bzw. Effektivität des Programms mittels einer quasi- experimentellen Interventionsstudie mit Kontrollgruppendesign und Messwiederholung an SchülerInnen der

---

[22] Vgl. Dosch, Lohaus (2009), S.150-151
[23] Vgl. Dosch, Lohaus (2009), S.150
[24] Vgl. Marks (2018), S.324

Jahrgangsstufen 5 und 7 überprüft. Die Ergebnisse konnten zeigen, dass sich die Teilnahme an dem Programm positiv auf die Entwicklung des Selbstwertgefühls und der sozialen Kompetenz auswirkt. Auch konnten substanzspezifische Selbsteinschätzungen verändert werden. Hinsichtlich des Tabakkonsums unter der fünften Klasse konnte ein präventiver Effekt nachgewiesen werden, d.h. die Interventionsgruppe wies geringere Neueinstiegsraten bezüglich des Tabakkonsums auf als die Kontrollgruppe. Bei SchülerInnen der siebten Klasse konnte kein Interventionseffekt hinsichtlich des Tabakkonsums festgestellt werden. Da 80% der befragten LehrerInnen angaben, das Programm im Unterricht eingesetzt zu haben, lässt dies auf eine hohe Akzeptanz schließen.[25] Es gilt anzumerken, dass auch eine entsprechende englischsprachige Hauptstudie vorliegt. Diese Studie wurde 2014- 2015 mit insgesamt 5196 SchülerInnen und 232 Lehrerinnen aus den Ländern Serbien, Nordmazedonien und Montenegro durchgeführt. Dabei wurde vor allem der Konsum in den letzten 30 Tagen als auch die Intention zum Konsum gemessen. Die Messung fand zu zwei Zeitpunkten, zu Beginn und zum Schluss der Intervention, d.h. in einem Zeitabstand von 10 Monaten statt. Dabei wurden die Daten mittels eines anonymisierten Fragebogens erhoben. Von den 5196 SchülerInnen waren 2964 in der Interventionsgruppe und 2232 in der Kontrollgruppe. Das durchschnittliche Alter betrug 13 und die soziodemografischen Daten waren unter allem TeilnehmerInnen ähnlich. Es konnte über alle drei Länder hinweg in der Kontrollgruppe ein höherer Konsum von Alkohol, Cannabis und Tabak in den letzten 30 Tagen (30- Tages Prävalenz) als in der Interventionsgruppe beobachtet werden. Dabei waren die Differenz bei der 30- Tages Prävalenz von Cannabis in Montenegro sowie von Tabak und Cannabis in Mazedonien statistisch signifikant. Ferner war auch die Intention zum Konsum in allen Kontrollgruppen aller drei Länder höher als in den jeweiligen Interventionsgruppen. Hier erreichten Montenegro und Cannabis sowie Mazedonien und Tabak statistische Signifikanz.[26] Die folgende Abbildung veranschaulicht die wesentlichen Ergebnisse der Studie.

---

[25] Vgl. Dosch, Lohaus (2009), S.152
[26] Vgl. Maalouf et al. (2019), S.u.

		Montenegro			FYRO Macedonia			Serbia		
Study group		N at t1	t1 %	p value at t1	N at t1	t1 %	p value at t1	N at t1	t1 %	p value at t1
Substance use in the last 30 days[a]										
Drinking alcohol	Intervention	101/738	13.7		130/736	17.7		209/1188	17.8	
	Control	121/732	16.5	0.13	151/730	20.7	0.14	216/1060	20.4	0.09
Smoking cigarettes	Intervention	25/740	3.4		18/736	2.4		55/1187	4.6	
	Control	34/731	4.6	0.21	40/728	5.5	<0.01	56/1048	5.3	0.44
Smoking marijuana	Intervention	12/736	1.6		5/736	0.7		37/1183	3.1	
	Control	33/731	4.5	<0.01	14/727	1.9	0.03	26/1044	2.5	0.37
Substance use—intention to use in the coming 3 months[b]										
Intention to drink alcohol	Intervention	111/739	15		141/734	19.2		234/1188	19.7	
	Control	130/731	17.8	0.15	154/729	21.1	0.36	238/1056	22.5	0.10
Intention to smoke cigarettes	Intervention	32/738	4.3		13/736	1.8		74/1178	6.3	
	Control	42/729	5.8	0.21	36/727	4.9	<0.01	88/1054	8.3	0.06
Intention to smoke marijuana	Intervention	14/736	1.9		13/733	1.8		47/1173	4	
	Control	28/726	3.9	0.02	16/727	2.2	0.56	38/1050	3.6	0.63

[a] Scale 0 to 1, where 0 is equivalent to no usage last 30 days and 1 means reported using substance during the last 30 days

[b] Scale 0 to 1, where 0 is equivalent to no intention to use substance in the coming 3 months and 1 means intention to use substance in the coming 3 months

Abb.3: Ergebnis der Studie zu Lions Quest

Quelle: Maalouf et al. (2019), S.u.

Unabhängig von dem Wirksamkeitsnachweis ließ sich bei den TeilnehmerInnen auch eine hohe Akzeptanz beobachten. Außerdem haben die TeilnehmerInnen von einer hohen Praktikabilität berichtet.[27]

3.2 ALF- Allgemeine Lebenskompetenzen und Fertigkeiten

Das Programm „Allgemeine Lebenskompetenzen und Fertigkeiten" (ALF) von Walden et al. ist ein schulisches Lebenskompetenzprogramm mit dem Ziel, den Ge- und Missbrauch von psychoaktiven Substanzen zu vermeiden. Das ALF-Programm kann als primärpräventives Programm betrachtet werden, welches sich an den neuesten Forschungsergebnissen orientiert.[28] Es basiert im Wesentlichen auf dem Lebenskompetenzansatz und konkreter auf der sozialkognitiven Lerntheorie, der Theorie des geplanten Verhaltens sowie auf Modellen zu Risiko- und Schutzfaktoren. Das ALF- Programm richtet sich an Kinder, die sich zwischen dem 11. und 13. Lebensjahr befinden. Konkreter findet das Programm in einem schulischen Kontext für SchülerInnen der 5. und 6. Jahrgangsstufe statt. Dabei werden die Programminhalte durch die LehrerInnen vermittelt. Es wird also davon ausgegangen, dass auch LehrerInnen ohne spezifischer Vorkenntnisse imstande sind, das ALF- Programm zu unterrichten. Dennoch wird zugleich darauf hingewiesen, dass die durchführenden LehrerInnen über gewisse Grundkenntnisse zur modernen Suchtprävention verfügen sowie mit dem Konzept der

---

[27] Vgl. Maalouf et. al (2019), S.u.
[28] Vgl. Schick (2010), S.102

Lebenskompetenzen vertraut sein sollten. Außerdem können Erfahrungen in interaktiven Unterrichtsmethoden von Vorteil sein. Die Herausgeber des ALF- Programms empfehlen, dass die entsprechenden LehrerInnen vor der Durchführung an einem zwei-tägigen Seminar zur ALF- Schulung teilnehmen.[29] Das ALF- Curriculum wird im Rahmen von 20 Unterrichtseinheiten durchgeführt, wobei jede Unterrichtseinheit 90 Minuten dauert. Von den insgesamt 20 Unterrichtseinheiten sollen 12 in der 5. Klasse und 8 in der 6. Klasse durchgeführt werden. Es gilt anzumerken, dass zwischen zwei Unterrichtseinheiten ein Zeitabstand von zwei Wochen liegen sollte. Obwohl in jeder Unterrichtseinheit ein verschiedenes Thema behandelt wird, so ist die Struktur der Unterrichtseinheit immer dieselbe. Dabei beginnt die Unterrichtseinheit mit der Auswertung der in der vorherigen Einheit aufgegebene Hausaufgabe. Hierfür sind 10-35 Minuten vorgesehen. Danach findet erst eine Erarbeitung des neuen Themas statt. Für diesen Hauptteil sollten 45-70 Minuten eingeplant werden. Im Anschluss daran findet dann eine Abschlussübung zu dem Thema statt. Dafür sind 10 Minuten vorgesehen. Abschließend wird eine Hausaufgabe zu dem behandelten Thema gestellt. Hierfür sollten nochmals 5-10 Minuten eingeplant werden.[30] Die folgende Abbildung veranschaulicht nochmals die Struktur einer Unterrichtseinheit.

Element	Zeitrahmen
1. Auswertung der Hausaufgabe	10-35 Minuten
2. Erarbeitung des Themas	45-70 Minuten
3. Abschlussübung	10 Minuten
4. Stellen der Hausaufgabe	5-10 Minuten

Abb.4: Struktur ALF- Unterrichtseinheit

Quelle: Eigene Darstellung in Anlehnung an

Inhaltlich werden in den Unterrichtseinheiten Themen, wie Problemlösung, Informationen zu Alkohol und Rauchen, Selbstsicherheit und Kommunikation behandelt.[31] Die folgende Abbildung stellt die vorgesehenen Themen des gesamten ALF-Programms dar.

---

[29] Vgl. Lohaus, Domsch (2009), S.144-145
[30] Vgl. Botorabi (2014), S.69
[31] Vgl. Walden et al. (2000), S.5

Manual 5. Klasse	Manual 6. Klasse
1. Einführung / Sich kennenlernen 2. Sich wohl fühlen 3. Informationen zum Rauchen 4. Gruppendruck widerstehen 5. Kommunikation und soziale Kontakte 6. Gefühle ausdrücken 7. Selbstsicherheit 8. Informationen zu Alkohol 9. Medien und Werbung widerstehen 10. Entscheidungen treffen / Problemlösung 11. Verbesserung des Selbstbildes 12. Zusammenfassung / Freizeitgestaltung	1. Gruppendruck widerstehen 2. Einstellung zum Rauchen 3. Klassenklima verbessern 4. Problemlösung 5. Kommunikation / Freundschaften 6. Angst und wie man damit umgeht 7. Einstellung zu Alkohol 8. Positives Selbstbild

Abb.5: Inhalte ALF- Programm

Quelle: Walden et al. (2000), S.5

Neben dem inhaltlichen Aspekt wird den Unterrichtsmethoden eine besondere Wichtigkeit zugeschrieben. Die Methoden im ALF- Programm sind interaktiv und vielfältig. So kommen auf abwechslungsreiche Art Methoden, wie Gruppendiskussionen, Rollenspiele und Partner- und Kleingruppenarbeiten zum Einsatz. Klassischer Frontalunterricht wird hingegen nur wenig eingesetzt.[32] Das ALF- Programm wurde in drei randomisierten Studien mit Kontrollgruppendesign und Messwiederholung an Haupt- und Realschulen, Gymnasien und Gesamtschulen hinsichtlich der Effektivität, Umsetzbarkeit und Akzeptanz überprüft. Die Hauptstudie wurde mit 680 SchülerInnen umgesetzt, von denen 340 in der Kontrollgruppe waren. Es wurde über 2 Jahre hinweg mittels Fragebögen gemessen. Hierbei konnte festgestellt werden, dass das Programm bei den TeilnehmerInnen inklusive der LehrerInnen auf hohe Akzeptanz stößt. Auch konnte gezeigt werden, dass durch die Teilnahme am ALF- Programm das Wissen über Lebensfertigkeiten erhöht sowie der Einsatz konstruktiver Bewältigungsstrategien gesteigert wird. Dennoch wurden hinsichtlich der Wirksamkeit beim Rauchverhalten nur kurzfristige Effekte beobachtet.[33]

3.3 IPSY- Programm

Das IPSY- Programm kann als universelle Präventionsmaßnahme betrachtet werden, welches sich die Prävention von Substanzmissbrauch im Jugendalter, insbesondere von Alkohol und Tabak, als Ziel setzt. Der Begriff IPSY setzt sich aus Information und psychosoziale Kompetenz zusammen. Das IPSY- Programm basiert auf dem Lebenskompetenzansatz. Für die Entwicklung waren aktuelle epidemiologischen Daten sowie Modelle zur Ursachenerklärung von

---

[32] Vgl. Lohaus, Domsch (2009), S.144
[33] Vgl. Lohaus, Domsch (2009), S.146; Kutza (1998), S.58

Substanzmissbrauch und empirische Befunde zu den Schutz und Risikofaktoren maßgebend. Im Rahmen des Programms sollen grundlegende Lebenskompetenzen, wie Kommunikation, Problemlösestrategien und Selbstsicherheit ausgebaut werden. Neben diesen allgemeinen und substanzunspezifischen Kompetenzen sollen aber auch substanzspezifische Fähigkeiten hinsichtlich des Umgangs mit Substanzkonsum vermittelt werden. Dies impliziert mitunter Wissen über die Folgen sowie der Verbreitung von Substanzmissbrauch. Abgesehen von dem Erlernen substanzunspezifischen und substanzspezifischen Fähigkeiten beinhaltet das IPSY- Programm auch weitere Komponenten, wie eine Förderung des Klassenklimas und der Schulbindung. Insgesamt sollen also allgemeine soziale Fähigkeiten sowie substanzspezifische Fähigkeiten bei Jugendlichen verbessert und psychosoziale Kompetenzen ausgebaut werden.[34] Das IPSY- Programm ist für SchülerInnen der Klassenstufen 5-7, d.h. für SchülerInnen zwischen dem 11. und dem 13. Lebensjahr entwickelt worden. Die Durchführung erfolgt durch LehrerInnen. Das IPSY- Programm lässt sich strukturell in das Basisprogramm und die Auffrischsitzungen unterteilen. Das Basisprogramm kommt in der 5. Klasse zum Einsatz und zielt überwiegend auf die Vermittlung und Förderung intra- und interpersonaler Lebenskompetenzen ab. Das Basisprogramm besteht aus 15 Unterrichtseinheiten, wobei 10 Einheiten mit 90 Minuten und 5 Einheiten mit 45 Minuten versehen sind. Die Auffrischsitzungen kommen in der 6. und 7. Klasse zum Einsatz. Hierbei steht die Anwendung und das Üben im Vordergrund. Die Auffrischsitzungen bestehen aus jeweils 7 Einheiten, wobei 4 Einheiten 90 Minuten und 3 Einheiten 45 Minuten umfassen.[35] Die folgende Abbildung veranschaulicht die Struktur des IPSY- Programms.

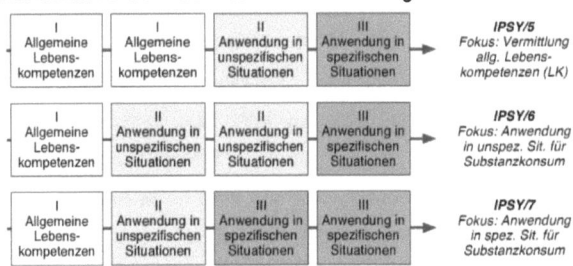

Abb.6: Struktur IPSY- Programm

Quelle: Weichhold, Silbereisen (2014), S.20

---

[34] Vgl. Lohaus, Domsch (2009), S.147
[35] Vgl. Weichhold, Silbereisen (2014), S.20

Es wird empfohlen, sich an die vorgegebene Reihenfolge zu halten. Unter Umständen kann die Durchführung jedoch auch vom vorgesehenen Rahmen abweichen und die Einheiten unabhängig voneinander und/oder in anderen Settings, wie etwa einem Jugendzentrum, durchgeführt werden. Jede Einheit des IPSY-Programms beginnt mit einer Aufwärmübung. Danach folgen im Wechsel das Erarbeiten eines neuen Themas, das Geben von Informationen und interaktive Übungen. Abschließend werden Entspannungsübungen angeboten, die von den SchülerInnen freiwillig durchgeführt werden können.[36]

Das Programm wurde im Rahmen einer mehrjährigen Forschung an empirischen Studien vor allem hinsichtlich der Durchführung und der Effektivität aber auch der Akzeptanz überprüft. So wurde unter anderem eine Pilotstudie in einer Schule in Thüringen mit 105 ProbandInnen durchgeführt. Die Pilotstudie beinhaltete ein quasi- experimentelles längsschnittliches Design. Die Befunde zeigten, dass das IPSY- Programm besonders akzeptiert und praktikabel ist, wenn es von LehrerInnen durchgeführt wird. Ferner zeigte sich über drei Jahre hinweg ein signifikanter Programmeffekt, welcher durch einen höheren Widerstand gegenüber Gruppendruck und geringeren Alkohol- und Tabakkonsum im Vergleich zur Kontrollgruppe gekennzeichnet war. Basierend auf dieser Pilotstudie wurde eine Hauptstudie mit einem quasi- experimentellen längsschnittlichen Design initiiert, an der 40 Schulen in Thüringen involviert waren. Die Teilnehmeranzahl bzw. Stichprobengröße belief sich auf 1700 ProbandInnen. Die Studie umfasste 6 Erhebungswellen, sodass eine Beobachtung der Entwicklung alle ProbandInnen über 4,5 Jahre hinweg ermöglicht wurde. Dabei wurden in der Experimentalgruppe bzw. Interventionsgruppe positive Effekte auf die Prävalenzen des Konsums von Alkohol und Tabak sowie dessen Konsummenge- und frequenz im Vergleich zur Kontrollgruppe. Des Weiteren berichteten ProbandInnen der Interventionsgruppe über mehr psychosoziale Ressourcen als die ProbandInnen in der Kontrollgruppe. Ferner gaben ca. 80% aller SchülerInnen an, wieder an dem Programm teilzunehmen, was auf eine hohe Akzeptanz schließen lässt. Auch gaben fast alle der beteiligten 50 LehrerInnen an, das IPSY- Programm auch weiterhin bzw. außerhalb der Studie bei den Klassen zu verwenden.[37]

---

[36] Vgl. Weichhold, Silbereisen (2014), S.20-23
[37] Vgl. Weichhold, Silbereisen (2014), S.23-26

3.4 Vergleich

Zunächst lässt sich konstatieren, dass bei allen drei Programmen die Förderung allgemeiner Lebenskompetenzen im Vordergrund steht. Es soll vor allem die Persönlichkeit gestärkt und konstruktive Bewältigungsstrategien generiert werden, sodass folglich die Jugendlichen in krisenhaften Situationen kein Problemverhalten, wie etwa Drogenkonsum, aufzeigen. Die Persönlichkeitsentwicklung- und förderung, welche im Mittelpunkt der Programme steht, geht überall mit der Stärkung von Kompetenzen aus den Bereichen Stressbewältigung, Konfliktregelung, Entscheidungsfindung, Kommunikation sowie Selbstwirksamkeit, Selbstvertrauen und Selbstwertgefühl einher.[38] Somit verfolgen alle Programme die Ziele der Lebenskompetenzförderung der WHO (siehe 2.3). Ferner sind die dargestellten Programme als Modifikation des ersten Lebenskompetenzprogramms von Botvin et al. zu betrachten, welches im Wesentlichen auf der sozialkognitiven Lerntheorie von Bandura sowie der Theorie des Problemverhaltens basiert.[39] Es besteht also unter den Programmen ein gewisser Grundkonsens hinsichtlich der Konzipierung aber auch der theoretischen Fundierung. Das IPSY Programm sowie das ALF- Programm haben sich insbesondere an den neuesten Forschungsergebnissen orientiert. Dahingegen werden beim Lions Quest Programm immer weitere Fortbildungsmaßnahmen konzipiert und evaluiert.

Alle Programme können grundsätzlich als praktikabel und ökonomisch aufgefasst werden, da sie, nach einer entsprechenden Schulung, von Lehrkräften durchgeführt werden können und somit keine externen ExpertInnen benötigt werden. Während das ALF- Programm sowie das IPSY- Programm für SchülerInnen des Alters 11-13 konzipiert ist, ist das Lions Quest Programm für SchülerInnen des Alters 10-15 konzipiert. Demnach verfügt das Lions Quest Programm über ein breiteres altersbezogenes Anwendungsspektrum als das ALF- und IPSY Programm. Da bei dem Lions Quest Programm eine Selbstbestimmung dahingehend besteht, dass die LehrerInnen selbst bestimmen können, in welcher Dauer und Intensität die Unterrichtseinheiten absolviert werden, sodass die Durchführung an die individuellen Rahmenbedingungen angepasst werden kann, so ist die Praktikabilität bei diesem Programm besonders hervorzuheben. Ferner

---

[38] Vgl. Lohaus, Domsch (2009), S.143-145
[39] Vgl. Jerusalem, Klein-Heißig, Mittag (2993), S.256

stoßen alle drei Programme bei den TeilnehmerInnen, also den SchülerInnen und LehrerInnen, auf hohe Akzeptanz.

Hinsichtlich der Wirksamkeit und Effektivität ist festzustellen, dass das ALF- Programm nur kurzfristige Effekte des Tabakkonsums aufweist, während das IPSY- Programm langanhaltendere Effekte bezüglich der Alkohol- und Tabakgebrauchs aufweist. Das Lions Quest Programm weist Effekte hinsichtlich des Gebrauchs sowie der Intention zum Gebrauch von Alkohol, Tabak und Cannabis auf. Da die Programme, auch wenn sie substanzspezifische Elemente beinhalten, vorwiegend substanzunspezifisch sind, sind unter dem Aspekt der Effektivität noch die Verbesserung psychosozialen Kompetenzen (siehe 2.3) zu nennen. Hier wurden entsprechende Effekte bei den Programmen IPSY, ALF und Lions Quest dokumentiert.

Zur Methodik der Evidenzüberprüfung lässt sich zunächst feststellen, dass überall Designs mit Kontroll- und Interventionsgruppen und Messwiederholungen verwendet wurden. Dabei wurden für die Erhebung der relevanten Daten Fragebögen verwendet. Die Stichprobengröße der jeweiligen Hauptstudie beträgt bei dem ALF- Programm 680 (N=689), bei dem IPSY Programm 1700 (N=1700) und bei dem Lions Quest Programm 5196 (N=5196). Dabei sind jeweils die Hälfte der ProbandInnen der Interventionsgruppe zuzuordnen. Die Erhebung in der jeweiligen Hauptstudie zog sich bei dem ALF- Programm über einen Zeitraum von 2 Jahren, bei dem IPSY- Programm über 4,5 Jahre und bei dem Lions Quest Programm über 10 Monate. Bei dem Lions Quest Programm wurden neben dem Gebrauch auch die Intention zum Gebrauch gemessen. Die Überprüfung des Lions Quest wurde im Vergleich zu der Überprüfung von IPSY und ALF in mehreren Ländern durchgeführt.

4. Diskussion

Zunächst lässt sich hinsichtlich der theoretischen Grundlagen anmerken, dass im Rahmen der Theorie des Problemverhaltens von Jessor und Jessor auch Faktoren aufgezählt wurden, die in der modernen Literatur als Schutz- und Risikofaktoren bezeichnet werden. Diese Schutz- und Risikofaktoren finden sich auch in dem Unterkapitel „Ursachen" (2.1.3). Es wurde jedoch aufgrund der limitierten Seitenvorgabe auf eine ausführliche Darstellung von Schutz- und Risikofaktoren verzichtet. Anzumerken ist, dass sich die epidemiologische Datenlage sich auf den grundsätzlichen Gebrauch und nicht speziell den Missbrauch bzw. schädlichen Gebrauch von psychoaktiven Substanzen bezieht. Diese wurden zur Hand genommen, da Daten zum Missbrauch von Substanzen unverlässlicher und schwerer zugänglich sind. Dennoch kann der Fakt, dass die durch Substanzmissbrauch verursachte Behandlungsrate in Europa gestiegen ist, als vager Anhaltspunkt für einen steigenden Missbrauch von psychoaktiven Substanzen in Europa verwendet werden.

Alle dargestellten Interventionsprogramme sind substanzunspezifisch, beinhalten jedoch substanzspezifische Elemente. Sie lassen sich überwiegend der Primärprävention sowie der Verhaltensprävention zuordnen. Alle Programme verfolgen die Ziele der Lebenskompetenzförderung der WHO. Dabei sind sie als Modernisierung des ersten Lebenskompetenzprogramms von Botvin et al. zu betrachten. Dadurch, dass schädlicher Substanzgebrauch als entwicklungsbedingtes Problemverhalten betrachtet wird, welcher durch mangelnde Bewältigungsstrategien und mangelnde psychosoziale Kompetenzen begünstigt wird, ist eine relativ liberale und pragmatische Basis gegeben. Da dieses Problemverhalten nicht als Störung aufgegriffen wird, ist diese Basis zudem relativ positiv konnotiert. Hier ergibt sich eine Differenz zu den Vorgaben des ICD-10, welches Substanzmissbrauch unabhängig des Alters als eine daraus resultierende Störung determiniert. Weil die Förderung von relevanten Kompetenzen im Vordergrund steht, ist gesundheitspsychologisches Wissen in alle Programme mit eingeflossen. Es ist in der Gesundheitspsychologie bekannt, dass Kompetenzen, wie Stressbewältigung und Selbstwirksamkeit als Schutzfaktoren fungieren, welche sich positiv auf die Gesundheit auswirken und entsprechende Verhaltensweisen mitbestimmen.[40] Dass diese Kompetenzen, welche in den Programmen erlernt werden, einen positiven Effekt auf den schädlichen Substanzgebrauch haben, konnte in den jeweiligen Studien bewiesen werden. Grundsätzlich fällt der Vergleich der Programme (siehe 3.4) aufgrund der konzeptionellen Ähnlichkeit und relativ ähnlichen Forschungsergebnissen schwierig. Tatsächliche Unterschiede ergaben sich weniger in der Praktikabilität und theoretischen Fundierung sondern eher in der Wirksamkeit. Bei allen Programmen wurde eine hohe Praktikabilität sowie hohe Akzeptanz bei allen TeilnehmerInnen dokumentiert. Die Ursache für die hohe Akzeptanz liegt womöglich an den in allen Programmen verwendeten interaktiven Lernmethoden sowie in der Durchführung von bereits bekannten und ggfls. vertrauten LehrerInnen. Der Grund für die hohe Praktikabilität liegt eventuell in der „Selbstdurchführung" von LehrerInnen und somit dem Verzicht von externen ExpertInnen. Als besonders herausstechend ist die Flexibilität hinsichtlich der Dauer und Intensität bei der Durchführung des Lions Quest Programms zu nennen. Die Wirksamkeit bzw. Effektivität des ALF- Programms ist hinsichtlich des Rauchverhaltens nur kurzfristig. Hier kann vorsichtig angenommen werden, dass dieser kurzzeitige Effekt auch bei dem Gebrauch von anderen Substanzen vorhanden ist. Die Tatsache, dass sich das ALF- Programm an den neuesten Forschungsergebnissen orientiert, kann deswegen als nichtig betrachtet werden, da das Programm vor den 2000er Jahren entwickelt und evaluiert wurde. Hinsichtlich der Effektivität bzw. Wirksamkeit schneidet also das ALF- Programm am schlechtesten ab. Es gilt dennoch die langfristige Effektivität des Lions Quest Programms zu hinterfragen, da der Erhebungszeitraum am geringsten war und auch nur zu zwei Zeitpunkten, jeweils einmal vor und nach der Intervention, gemessen wurde. Allerdings war die Stichprobengröße der Hauptstudie zum Lion Quest Programm mit 5196 (N=5196) vergleichsweise am größten. Es gilt außerdem anzumerken, dass das Lions Quest Programm den bemerkenswerten Vorteil hat, eine zivilgesellschaftliche Organisation wie Lions Quest mit entsprechenden Ministerien und Institutionen in Kontakt zu bringen. Dadurch wird die Umsetzung erleichtert. Auch ist es von Vorteil, dass das Programm in Deutschland am meisten verwendet wird. Somit wird ein Austausch bezüglich der Inhalte als auch Durchführung erleichtert. Ferner ist an dieser Stelle der vergleichsweise breitere

---

[40] Vgl. Daniel, Jansen, Baumann (2020), S.105-109

Anwendungsbereich hinsichtlich des Alters bei dem Lions Quest Programm zu nennen.

Insgesamt sind alle drei dargestellten Programme empirisch geprüft. Auch liegen sie alle einer ordentlichen theoretischen Fundierung zugrunde. Die Programme sind bei den SchülerInnen und LehrerInnen akzeptiert. Eine Wirksamkeit im Sinne der Entwicklung von lebensfördernder Kompetenten konnte bei den SchülerInnen aller drei Programme beobachtet werden. Hinsichtlich der Effektivität speziell bei der Vermeidung von Substanzmissbrauch schneiden das Lions Quest Programm und das IPSY Programm in etwa gleich gut und jeweils besser als das ALF- Programm ab. Die Praktikabilität ist bei dem Lions Quest Programm aufgrund der höheren Flexibilität im Vergleich zu den anderen Programmen noch zufriedenstellender. Eine regelmäßige Entwicklung sowie Evaluation von Fortbildungsmaßnahmen, die Aktualität, die Umsetzung als auch die damit einhergehende häufige Verwendung sind weitere Vorteile des Lions Quest Programms. Für den (schulischen) Einsatz sind grundsätzlich alle Programme, jedoch vor allem das Lions Quest Programm geeignet.

5. Fazit

Es konnte im Rahmen dieser Hausarbeit festgestellt werden, dass der schädliche Substanzgebrauch durch eine daraus resultierende Störung gekennzeichnet ist. Dabei ist der Ge- und Missbrauch von psychoaktiven Stoffen in der Gesellschaft weit verbreitet. Die Ursachen für den schädlichen Substanzgebrauch liegen in einem komplexen Zusammenspiel aus individuellen, sozialen und kulturellen Faktoren. Um den Missbrauch und die damit einhergehende Störung zu vermeiden, wurden und werden Präventionsprogramme konzipiert. Im Kontext der vorliegenden Hausarbeit wurden drei schulische Programme dargestellt, die den schädlichen Substanzgebrauch bei Jugendlichen vermeiden bzw. verringern sollen. Die dargestellten Programme ALF, Lions Quest und IPSY sind überwiegend substanzunspezifisch und zielen auf die Förderung allgemeiner Lebenskompetenzen ab. Daher liegen sie alle einer ähnlichen theoretischen Konzeption zugrunde. Vor allem die sozialkognitive Lerntheorie von Bandura sowie die Theorie des Problemverhaltens von Jessor und Jessor stellen die wesentliche theoretische Grundlage für die Programme dar. Neben der ähnlichen theoretischen Fundierung ist auch die Praktikabilität sowie die Akzeptanz unter den Programmen als relativ gleichwertig einzustufen. Dennoch sticht hinsichtlich der Praktikabilität das Lions Quest Programm etwas mehr heraus, da die LehrerInnen die Unterrichtseinheiten flexibel einsetzen können. Die Effektivität hinsichtlich des Substanzmissbrauchs konnte bei allen Programmen belegt werden. Am zufriedenstellensten waren hierbei die Ergebnisse des IPSY- sowie des Lions Quest Programms. Es wurde sich bei der Darstellung und Beurteilung des methodischen Vorgehens jeweils an den Hauptstudien orientiert.

Insgesamt konnte im Rahmen dieser Hausarbeit festgestellt werden, dass alle dargestellten Programme bei den SchülerInnen akzeptiert sind, Lebenskompetenzen fördern und praktikabel sind. Für die Prävention von Substanzmissbrauch eignen sich das IPSY und Lions Quest Programm am besten. Insbesondere das Lions Quest Programm erscheint sich für den (schulischen) Gebrauch als empfehlenswert, da es in Schulen bereits häufig verwendet wird und somit ein Austausch ermöglicht werden kann. Außerdem ist es gut umsetzbar sowie herausstechend praktikabel.

Literaturverzeichnis

Bak, P. (2019). Lernen, Motivation und Emotion- Allgemeine Psychologie II. Heidelberg: Springer

Botorabi, Z. (2014). Trinken, bis der Krankenwagen kommt? Entwicklung und Bewertung pädagogischer Maßnahmen zur Alkoholprävention in der Schule. Hamburg: Diplomica Verlag

Bühler A, Heppekausen K (2005): Gesundheitsförderung durch Lebenskompetenzprogramme in Deutschland. Gesundheitsförderung konkret: Köln

Daniel, S., Jansen, L., Baumann, R. (2020). Studienbrief „Grundlagen der Gesundheitspsychologie. Riedlingen: SRH Fernhochschule

EMCDDA- Europäische Beobachtungsstelle für Drogen und Drogensucht (2019). Europäischer Drogenbericht 2019: Trends und Entwicklungen. Luxemburg: Amt für Veröffentlichungen der Europäischen Union

Falkai, P., Wittchen, H.-U., Döpfner, M. (2015). Diagnostisches und statistisches Manual psychischer Störungen (DSM-V). Göttingen: Hogrefe

Fuchs, R., Göhner, W., Seelig, H. (2007). Aufbau eines körperlich-aktiven Lebensstils- Theorie, Empirie und Praxis. Göttingen: Hogrefe

Graubner (2008). ICD- 10- GM 2008- Systematisches Verzeichnis. Köln: Deutscher Ärzte Verlag

Jerusalem, M., Klein- Heißig, J., Mittag, W. (2003). Gesundheitsförderung und Prävention im Kindes- und Jugendalter. Artikel in: Journal of public health. Heidelberg: Springer

Kalch, A. (2019). Persönliche Erfahrungen in Gesundheitsbotschaften: Die Wirkung von Narrationen auf Prävention und Gesundheitsförderung. Heidelberg: Springer

Kutza, R. (1998). Prozessevaluation des schulisches Lebenskompetenzprogrammes ALF zur Primärprävention des Substanzmissbrauches. Marburg: Universität Marburg

Lippke, S., Renneberg, B. (2006). Theorien und Modelle des Gesundheitsverhaltens. In: Babette Renneberg und Philipp Hammelstein (Hrsg.): Gesundheitspsychologie. Heidelberg: Springer

Lohaus, A., Domsch, H. (2009). Psychologische Förder- und Interventionsprogramme für das Kindes- und Jugendalter. Heidelberg: Springer

Marks, E. (2018). Prävention & Integration- Ausgewählte Beiträge des 22. Deutschen Präventionstages. Mönchengladbach: Forum Verlag Godesberg GmbH

Maalouf, W., Stojanovic, M., Kiefer, M., Campello, G., Heikkila, H., El-Khatib, Z. (2019). Lions Quest Skills for Adolescence Program as a School Intervention to Prevent Substance Use—a Pilot Study Across Three South East European Countries. Heidelberg: Springer

Möller, C. (2003). Der Drogen konsumierende Patient in der kinder- und jugendärztlichen Praxis. Heidelberg: Springer

Möller, C. (2009). Drogenmissbrauch im Jugendalter. Göttingen: Vandnenhoeck & Ruprecht

Müsseler, J., Rieger, M. Allgemeine Psychologie. (2017). Heidelberg: Springer

Orth, B. & Merkel, C. (2020). Die Drogenaffinität Jugendlicher in der Bundesrepublik Deutschland 2019. Rauchen, Alkoholkonsum und Konsum illegaler Drogen: aktuelle Verbreitung und Trends. BZgA-Forschungsbericht. Köln: Bundeszentrale für gesundheitliche Aufklärung.

Raithel, J. (2011). Jugendliches Risikoverhalten: Eine Einführung. Wiesbaden: VS Verlag für Sozialwissenschaften

Renneberg, B., Hammelstein, P. (2006). Gesundheitspsychologie. Heidelberg: Springer

Schick, A. (2014). Effektive Gewaltprävention. Göttingen: Vandnenhoeck & Ruprecht

Strzalkowski, K. (2005). Jugend und Alkohol in Polen an der Schwelle zum 21. Jahrhundert. Frankfurt: Lang

Weichhold, K., Silbereisen, R. (2014). Suchtprävention in der Schule. IPSY- ein Lebenskompetenzprogramm für die Klassenstufen 5-7. Göttingen: Hogrefe